ચટપટી

મિહિર જાગૃતિ વોરા

આ પુસ્તક હું મારા માતા પિતા , મોટા ભાઈ ભાભી અને નાની પ્રિય ભત્રીજી ને અર્પણ કરું છું .

સામગ્રી

પ્રસ્તાવના   vii

સ્વીકૃતિઓ   ix

અનુક્રમણિકા   xi

1. ભારતમાં ઊગનારી એક આયુર્વેદિક પણ ચટપટી વનસ્પતિ એટલે ફુદીનો   1

2. ખાંડને બદલે ગોળનો ઉપયોગ   3

3. શેરડીનો રસ   6

4. ભારતના સમોસા   10

5. પાણી એટલે જીવન   13

6. મધુર ફળ લીચી   17

પ્રસ્તાવના

આ પુસ્તક માં મારા આજકાલ દૈનિક માં આવેલા મારી કોલમ એક નઝર ના લેખ છે. ૨૦૦૫ થી ૨૦૧૮ સુધી મારા લેખ આ કોલમ માં આવ્યા હતા.

સ્વીકૃતિઓ

આ પુસ્તક માં મારા આજકાલ દૈનિક માં આવેલા મારી કોલમ એક નઝર ના લેખ છે આ માટે હું આજકાલ દૈનિક ના મેનેજમેન્ટ , તંત્રી , ટ્રસ્ટી અને તમામ પત્રકાર અને સ્ટાફ નો આભાર માનું છું .૨૦૦૫ થી ૨૦૧૮ સુધી મારા લેખ આ કોલમ માં આવ્યા હતા.

આ પુસ્તક માટે મેં વિવિધ લેખ આધારિત માહિતી વિકિપીડિયા ,લેખ ને લાગતા આવેલા વિવિધ અખબારી અહેવાલ અને જે તે લેખક ના લેખ ના સંદર્ભો નો સહારો લીધો છે તે સૌ નો હું આભાર માનું છું .

અનુક્રમણિકા

- ભારતમાં ઊગનારી એક આયુર્વેદિક પણ ચટપટી વનસ્પતિ એટલે કુદીનો
- ખાંડને બદલે ગોળનો ઉપયોગ
- શેરડીનો રસ
- ભારતના સમોસા
- પાણી એટલે જીવન
- મધુર ફળ લીચી

1

ભારતમાં ઊગનારી એક આયુર્વેદિક પણ ચટપટી વનસ્પતિ એટલે ફુદીનો

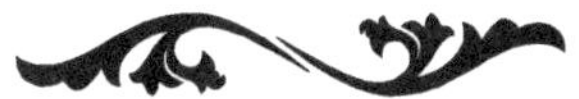

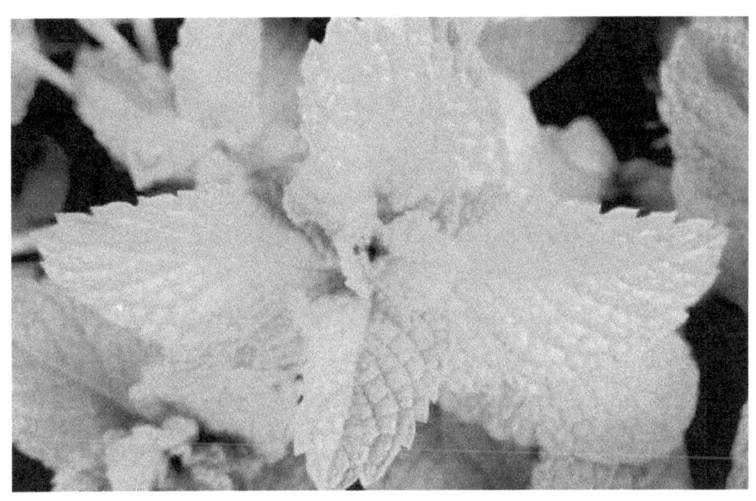

ફુદીનાનાં પાન ગુગલ ઇમેજ

ભારતમાં ઊગનારી એક આયુર્વેદિક પણ ચટપટી વનસ્પતિ એટલે ફુદીનો. ફુદીનાનાં પાન તૂરાં, તીખાં તથા રસદાર હોવાના કારણે ખોરાકમાં વપરાય છે. વાયુ હરનાર, વા હરનાર, કૃમિનાશક, પાચક ઉત્તેજક જેવા ગુણધર્મ ધરાવતો ફુદીનો ફીટના દરદમાં ઉત્તમ

ઔષધી છે.

આજ પ્રમાણે ખાવામાં પાનરૂપે, પિપરમિન્ટ, ચ્યુઈંગમ, ટૂથપેસ્ટમાં ફ્લેરરૂપે, બામ, કફસિરપ, ક્રીમ અને ઈન્હેલરમાં દવા તરીકે તથા મધને સ્વાદિષ્ટ બનાવવા તેનો ઉપયોગ થાય છે.ઉષ્ણ અને સમશીતોષ્ણ હવામાનમાં દુનિયાભરમાં ફુદીનાની અનેક જાત મળી રહે છે. ફુદીનાની વિશેષ જાણીતી ૨૫ જાતિઓ છે.

જેમાંથી મુખ્ય છ જાતિઓ ભારતમાં મળે છે. ફુદીનાની આ મુખ્ય છ જાતિઓમાંથી નૈસર્ગિક અને કૃત્રિમ સંસ્કરણ કરીને અનેક પ્રજાતિઓનું નિર્માણ થયું છે. જાપાની મિન્ટ (મેંથા આર્વેન્સીસ), પિપરમિન્ટ (મેંથા પિંપીરાટા), બરગેમોટ મિન્ટ (મેંથા સિટ્રાટા), સ્પિઅર મિન્ટ (મેંથા સ્પિસાટા) આ ચાર ફુદીનાની જાતિ ખૂબ જ જાણીતી છે.

અંગ્રેજીમાં મિન્ટ તરીકે જાણીતો ફુદીનો એટલે મેંથા. આ વનસ્પતિમાં ઉપર ઉપરથી ફૂલ આવે છે અને ક્યારેક જ ફળ બેસે છે. ફુદીનાનાં પાન સીધાં અને સામસામાં હોય છે. વિવિધ જાતિ પ્રમાણે અંડાકૃતિ, ભાલા જેવાં, કાંટાળાં તતા તેનાં પાનને પાછળની બાજુએ ગ્રંથિયુક્ત તેલ હોય છે. ફુદીનાનાં પાન પર પ્રક્રિયા કરીને 'સ્પિઅર મિન્ટ' તેલ મળે છે.

'મેંથા સ્પાયટિકા' આ પ્રકારનાં પાનમાંથી સ્વાદિષ્ટ ચટણી બને છે. આ પ્રકારનાં પાનમાંથી અત્તર બને છે તથા સ્વાદિષ્ટ સૂપ બનાવાય છે. કોનમિન્ટ તથા મેંથા અર્વેન્સિસ નામે જાણીતા જાપાની ફુદીનાનો ઉપયોગ માઉથવૉશ, ટૂથપેસ્ટ, ચ્યુઈંગગમ, પાનમસાલા, સિગારેટ, ઉધરસની દવા, સિરપ, બામ વગેરેમાં થાય છે.

પિપરમિન્ટ નામે જાણીતા મેંથા પિપરમિન્ટનો ઉપયોગ ફ્લેવર તરીકે તથા ઔષધ તરીકે કરાય છે. મેંથા પિપરમિન્ટમાંથી તેલ મળે છે. આ તેલમાં જંતુનાશક તત્ત્વ હોય છે. તેલમાં બધિરીકરણનો ગુણ હોવાથી સંધિવા તથા દાંતના દુખાવામાં રાહત થાય છે.

મેંથા પિપરમિન્ટનાં પાપનો રસ પેટના દુઃખાવામાં રાહત આપે છે. પાનને માથે ઘસવાથી આરામ મળે છે. બરગામેટ મિન્ટ તથા મેંથા સાયટ્રિકાનો ઉપયોગ સૌંદર્ય પ્રસાધનમાં તથા અત્તર બનાવવા થાય છે.ઔષધી તરીકે ઉપયોગ થાય છે,

ફુદીનામાંથી વિટામિન 'એ' ભરપૂર માત્રામાં મળે છે, જેના કારણે માથાના દુઃખાવામાં પાન ખાવાં જોઈએ. કર્કરોગ(કેન્સર)વિરોધકગુણફુદીનામાંહોયછે. આયર્ન ભરપૂર પ્રમાણમાં હોવાથી લોહીનું પ્રમાણ વધારવા તથા રક્ત શુદ્ધિકરણ માટે ફુદીનો ખાવાની સલાહ ડૉક્ટરઆપેછે.

હૃદયના સ્વાસ્થ્ય માટે ફુદીનો અત્યંત ગુણકારી છે. હૃદયરોગના દર્દીએ નિયમિત ફુદીનો ખાવો જોઈએ. અમુક ફુદીનામાં વિટામિન 'ઈ'નું પ્રમાણ હોય છે.

વાળની માવજત માટે તથા ત્વચાની સંભાળ માટે ફુદીનાનોસૂપતથાચટણીનુંસેવનકરવુંજોઈએ. ફુદીનામાં કેલ્શિયમનું પ્રમાણ ભરપૂર હોવાના કારણે ફુદીનો ખાવાથી હાડકાં મજબૂત બને છે.

જોજો અતિ નિ ગતિ ના થાય જરૂરિયાત પ્રમાણે ખાવા. જ્યા દાક્તરિ સલાહ નિ જરુર હોય ત્યા દાક્તરિ સલાહ ને અવગણસો નહિ.

સંદર્ભ :હેલ્થ ટીટબિટ્સ - મુકુન્દ મહેતા

2
ખાંડને બદલે ગોળનો ઉપયોગ

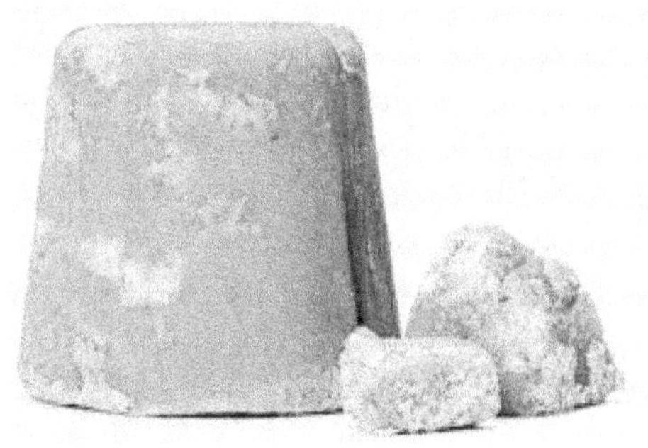

ગોળ ગુગલ ઇમેજ

ગોળના અગણિત આરોગ્યપ્રદ ગુણો છે.આપણે નાના હતા ત્યારે વડીલોની નજર ચૂકવી રસોડામાંથી ગોળનો ગાંગડો મોંમાં મૂકીને આંખો બંધ કરીને મોંમાં ધીરે ધીરે ઓગળતા ગોળનો અદ્ભુત સ્વાદ સૌ કોઈએ માણ્યો હશે.

ભારત, થાઈલેન્ડ, ફિલિપાઈન્સ, બ્રાઝિલ અને અમેરિકામાં શેરડીનો પાક વિપુલ પ્રમાણમાં થાય છે. શેરડીના રસને ઉકાળીને તેમાંથી ખાંડ બનાવતી વખતે બાયપ્રોડક્ટ તરીકે ગોળ બને છે.

ગોળમાં રહેલા પોષક દ્રવ્યોમાં ખનીજ પદાર્થી માં :. કેલ્શયમ. મેગ્નેશ્યમ મેન્ગેનીઝ. પોટાશ્યમ.. આયર્ન ૭. ફૉસ્ફરસ. ક્રોમિયમ. કોબાલ્ટ અને. સોડિયમ છે અને વિટામિન્સમાં. થાયામિન (વિટામીન બી-૧),. રીબોફ્લેવિન (વિટામિન બી-૨),. નાયાસીન (વિટામિન બી-૩) અને પાયરીડોક્સિન (વિટામિન બી-૬) વિપુલ પ્રમાણમાં છે.

આ ઉપરાંત શક્તિના ખજાનારૂપે ખૂબ પ્રમાણમાં કોમ્પ્લેક્સ કાર્બોહાયડ્રેટ સુગર છે અને અલ્પ પ્રમાણમાં ચરબી અને ફાઈબર છે.ખોરાકમાં ગોળ લેવાથી આરોગ્યને થતાં ફાયદા : થાય છે જેમકે

ગોળ માં આગળ જણાવ્યા પ્રમાણે મિનરલ્સ અને વિટામિન છે. એની સરખામણીમાં ખાંડમાં ફક્ત ગળપણ છે વિટામીન્સ અને મિનરલ્સ નથી. ખાંડનો ઉપયોગ ખોરાકમાં વધારે પ્રમાણમાં કરવામાં આવે તો વારસાગત ના હોય તો પણ મોટી ઉમ્મરે ડાયાબિટીસ ટાઈપ-૨ થવાની શક્યતા ૧૦૦ ટકા છે.

ગોળમાં બીજા ગળ્યા પદાર્થી ખાંડ કોર્ન સિરપ અને બીજા ગળ્યા પદાર્થી ની સરખામણીમાં ખૂબ પ્રમાણમાં "એન્ટીઓક્સિડન્ટ" છે એટલે તે શરીરને નુકસાન કરનારા તત્વો બેક્ટેરિયા, વાઇરસ, ફંગસ જે ફ્રી રેડિકલ તરીકે ઓળખાય છે નો નાશ કરે છે આને કારણે ખોરાકમાં ખાંડને બદલે ગોળનો ઉપયોગ કરનારાને કેન્સર, હાર્ટ એટેક અને ઉમ્મરને કારણે થનારા રોગો થવાની શક્યતા રહેતી નથી.

ગોળમાં આયર્નનું પ્રમાણ વધારે છે તેને કારણે જે સ્ત્રીઓને માસિક ધર્મ વખતે શરીરમાંથી લોહી ઓછું થઈ જાય છે તેઓ જો તેમના ખોરાકમાં ખાંડને બદલે ગોળનો ઉપયોગ કરે તો ઉપરાંત તેમના હિમોગ્લોબિનમાં ઘટાડો નહીં થાય.

આજ બાબત જે સ્ત્રીઓને "મેનોરહેજિયા" (માસિક ધર્મ વખતે વધારે દિવસ અને વધારે પ્રમાણમાં લોહી નીકળવું ની ફરિયાદ હશે તેમને પણ રોજ ખોરાકમાં ખાંડને બદલે ગોળ ખાવાથી લાગુ પડશે.ગોળમાં મેગ્નેશ્યમ અને કેલ્શ્યમ પણ છે જને કારણે માસિક વખતે લોહીની જામી જવાની ક્રિયા નહીં થાય.

જને લીધે તેમને માસિક ધર્મ પહેલા અને પછી થતો દુ:ખાવો નહીં થાય. જને લીધે તમને માસિક ધર્મ વખતે થતી ફરિયાદોમાં દવા આપવાને બદલે ગોળનો ઉપયોગ કરવો યોગ્ય ગણાશે.ગોળમાં વધારે પ્રમાણમાં રહેલા 'પોલીફેનોલ્સ'ને કારણે ખોરાકમાં લીધેલી ચરબી ઓછા પ્રમાણમાં એબ્સોર્બ થાય જને લીધે વજન ઓછું થાય અને જાડાપણું) પણ ઓછું લાગે.

અર્ધા ગ્લાસ દૂધમાં ૧૦૦ ગ્રામ જેટલો ગોળ નાખી સૂતી વખતે આપવાથી કબજિયાત મટે છે.. ગોળમાં કેલ્શ્યમ છે જને કારણે રોજ ખોરાકમાં ૧૦૦ ગ્રામ જેટલો ગોળ લેવાથી હાડકાં અને દાંત મજબૂત થાય અને સ્નાયુની સ્થિતિસ્થાપકતા વધે છે.

ગોળની સોજો ઓછો કરવાની શક્તિને કારણે વા અને સ્નાયુના દુખાવામાં ગોળ ગરમ કરીને તેની પોટલી કે કોથળી જવું બનાવી દુખતા ભાગ ઉપર લગાડવાથી આરામ થાય છે.

ગોળનો 'ગ્લાયસેમિક ઇંડેક્ષ ઓછો હોવાથી અને તેમાં 'ક્રોમિયમ" નામનો મિનરલ હોવાને કારણે ખોરાકમાં ખાંડને બદલે ગોળનો ઉપયોગ કરવાથી ગ્લુકોઝ અને કાર્બોહાયડ્રેટનું મેટાબોલીઝમ ધીમું પડે છે અને ઈન્સ્યુલીનની જરૂરત ઓછી પડે છે એટલે ડાયાબિટીસ કાબૂમાં રહે છે.. ગોળમાં 'લેક્ટીક એસિડ' છે.

મોં પર થયેલા ખીલ ઉપર દિવસમાં એકવાર સાધારણ ગરમ ગોળનો પાતળો થર લગાડવાથી ખીલમાં રાહત થાય છેગર્ભવતી સ્ત્રીને ગોળની ચા દિવસમાં બે વાર આપવાથી ગોળમાં રહેલા 'મેગ્નેશ્યમ'ને કારણે તેનું મન શાંત રહે છે અને ગોળમાં રહેલા આગળ જણાવેલા પોષક તત્વોને કારણે બાળક તંદુરસ્ત જન્મે છે.

ગોળમાં રહેલા પાયરીડોક્સીન અને પેન્ટોથેનિક એસિડને કારણે રોજ ૧૦૦ થી ૧૫૦ ગ્રામ ગોળનો ખોરાકમાં ઉપયોગ કરવાથી માનસિક તણાવ ઓછો થાય છે. માથાના દુ:ખાવામાં રાહત થાય છે.

થાક ઓછો લાગે છે અને દમના દર્દીઓને પણ ફાયદો થાય છે. ગોળમાં બીજા વિટામિન અને મિનરલ્સ સાથે 'સેલેનિયમ' છે જેને કારણે કેન્સરના દર્દીઓની સારવારમાં વાપરી શકાય છે.

જોજો અતિ નિ ગતિ ના થાય જરુરિયાત પ્રમાણે ખાવા. જ્યા દાક્તરિ સલાહ નિ જરુર હોય ત્યા દાક્તરિ સલાહ ને અવગણસો નહિ.

સંદર્ભ :હેલ્થ ટીટબિટ્સ - મુકુન્દ મહેતા

3
શેરડીનો રસ

વંશભાઈ ભુજોડી પર આવેલી એક કંપનીમાં એકાઉન્ટન્ટની નોકરી કરે છે. તેઓ રોજ સવારે ગરદીમાં પીસાતા પીસાતા પ્રવાસ પછી તેવોપહોયેં છે. શિયાળાની સીઝનમાં તો તેમને ખાસ થાક લાગતો નથી.

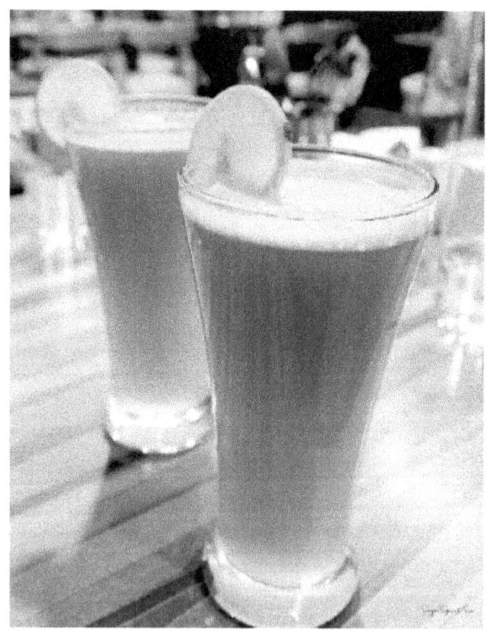

શેરડીનો રસ ગુગલ ઇમેજ

પરંતુ હોળી પછી જ્યારે કાળઝાળ ગરમીનો કોપ શરૂ થાય છે તો તેઓ થાકીને લોથ પોથ થઈ જાયછે. ભુજોડી પહોચ્યા બાદ ગળાની તરસ છીપાવવા માટે કશુંક ઠંડુ પીવાની ઈચ્છા જાગે એ સ્વાભાવિક છે. પરંતુ બહારના ઠંડા પીણા પીવાના કટ્ટર વિરોધી છે.

ફેરિયા પાસેનું લીંબુ શરબત તો તેઓ કોઈ દિવસ પીવાની હિંમત ના કરે. કારણ કે ફેરિયાઓ ઘણું ખરું સાકરને બદલે સેકરીન વાપરતાં હોય છે. બિસલેરીનું પાણી કે ફ્રૂટ જ્યૂસ ખરીદવાનું તેમનું ગજું નથી એવું તેઓ કબૂલે છે.

નારિયેળ પાણી તેમને ભાવે છે, પણ ત્રીસ-પાંત્રીસ રૂપિયાથી ઓછે ન મળનારું નારિયેળ તેમના ગજવાને પરવડતું નથી. આવા સંજોગોમાં બળબળતી ગરમીમાં ગળાને શાતા આપવા માટે શું પીવુંએટલેતેઓશેરડીનો રસ પીએછે.

શેરડીનો રસ એ ગરમી દરમિયાન આદર્શ ઠંડુ પીણું સાબિત થાય છે. બોટલમાં મળતા ઠંડા પીણાંની પેઠે આમાં કૃત્રિમ રંગ રસાયણ હોતા નથી અને લીંબુ શરબતમાં મેળવવામાં આવતી કૃત્રિમ સાકરકે સેકરીન શેરડીના રસમાં ભેળવવી પડતી નથી.

શેરડીમાંથી કુદરતી સ્વરૂપે જ સાકર પ્રાપ્ત થાય છે. વળી શેરડીનો રસ વેચતો ફેરિયો ગ્રાહક આવે ત્યારે જ તાજો તાજો રસ કાઢીને આપે છે. સૌથી મોટી વાત તો એ છે કે શેરડીનો રસ ખૂબ જ સસ્તો છે અને આખા ભુજોડી માં લગભગ જગાએ મળે છે. વંશભાઈ ખૂબ જ ઉત્સાહપૂર્વક શેરડીના રસની વકીલાત કરે છે.

આડેધડ શેરડીનો રસ પીતાં પહેલાં કેટલીક નક્કર વાસ્તવિકતાઓ પણ જાણી લેવાની જરૂર છે.શેરડીનો રસ પીતાં પહેલાં રસવાળાને ત્યાં સાફસફાઈ કેટલી છે એ જાણવું જરૂરી છે.

ઉનાળા દરમિયાન શેરડીનો રસ પીવાથી કાંઈક મનુષ્યને કમળો થયો હોય તેવા કિસ્સા ભૂતકાળમાં બન્યા છે. દર વર્ષે પાલિકા એવો દાવો કરે છે કે સાફ સફાઈનું પૂરતું ધ્યાન રાખ્યા વિના શેરડીનો રસ વેચનારા ફેરિયાનું લાઈસન્સ કેન્સલ કરવામાં આવશે. પરંતુ તેને આકરો દંડ પણ થયો હોય એવું આપણા સાંભળવામાં આવ્યું નથી.

આનો અર્થ એ થયો કે સામાન્ય લોકો એ જ શેરડીનો રસ પીતા પહેલા પૂરતી સાવધાનીરાખવીજોઈએ.જે શેરડીવાળાનાં પાર્લરમાં અસંખ્ય માખીઓ બણબણતી હોય ત્યાં ફરકવાનો વિચાર સુધ્ધાં ન કરવો. ઘણા ફેરિયાઓ માખી ઉડાવવા માટે ખાસ પ્રકારની અગરબત્તી પેટાવે છે.

આવી અગરબત્તીવાળા પાર્લરમાં શેરડીનો રસ જવામાં જોખમ નથી, પરંતુ જે પાણીમાં ફેરિયો ગ્લાસ ધોતો હોય એ પાણી શુધ્ધ ન હોય તો અગરબત્તીનો કશો અર્થ સરતો નથી.

શેરડીના સાંઠા પણ પીલાવા જતાં પહેલાં બરાબર ધોવાયા છે કે નહીં એ ચેકકરવુંજોઈએ.શેરડી પીલવા માટે બે ગોળાકાર પથ્થરનો બનેલો સંચો હોય છે. આ સંચો ચોખ્ખોચણાક ન હોય તો તેમાં પીલવામાં આવેલો રસ અનેક રોગોને આમંત્રણ આપે છે.

પથ્થરો ધોતાં સમયે એ વાતનું ધ્યાન રહે કે તેની આસપાસના ખાંચામાં કચરો ભરાયેલો ન હોય. આવા ખૂણાંખાંચરામાં ભરાયેલા શેરડીના કૂચામાં હાનિકારક બેક્ટેરિયામાં અડ્ડો જમાવે છે. ઘણી વખત આવા ખાંચામાં ગરોળી ભરાઈ ગયાના કિસ્સા

પણ બન્યા છે. તાજેતરમાં એક શેરડીના પીલાણના ખાંચામાં સાપ ભરાઈ બેઠો હતો.

ફેરિયાને આ વાતની ખબર નહોતી અને એણે એ પીલાણમાં પીલેલો રસ અનેક લોકોને પીવડાવ્યો હતો. સાપ નાનો હતો અને ગૂંચળુ વાળીને ખાંચામાં લપાઈ રહેલો. શેરડી પીલાતા સમયે સાપને કશું નુકશાન ન થયું પણ સાપના મોંમાંથી જે લાળ બહાર આવતી હતી એ રસ સાથે ભળી ગઈ હતી. સાપ ભલે ઝેરી નહોતો.

પણ એ રસ પીવાથી અનેક લોકોની તબિયત બગડી હતી અને બધાને તાબડતોબ હોસ્પિટલમાં દાખલ કરવા પડયાહતા.ઘણા ફેરિયાઓ એ શેરડી પીલવા માટે હવે તો ઈલેક્ટ્રોનીક મશીનો વસાવી લીધા છે.

આવા મશીનોમાં ઓછી મહેનતે વધુ રસ નીકળી શકે છે. એક સાથે ઘણો બધો રસ કાઢવાના ઈરાદાથી ફેરિયો તેમાં એક સામટા સંખ્યાબંધ સાંઠા નાખી દે છે. સાઈડમાં રહી ગયેલા સાંઠાઓ પથ્થરની બાજુમાં રહેલી લોખંડની ગોળાકાર પટ્ટીના સંસર્ગમાં આવે છે. રોલર તરીકે ઓળખાતી આ પટ્ટી પર કાટ લાગ્યો હોય અથવા તો ગ્રિઝ ચોપડવું હોય તો એ બધું પણ રસ સાથે ભળી જાય છે.

આવો રસ પીવાથી મનુષ્યના સ્વાસ્થ્યને નુકસાન ન થાય તો જ નવાઈ. લોખંડના રોલરને બદલે સ્ટીલના રોલર વાપરવાનો રિવાજ શરૂ તો થયો છે. કેટલા ફેરિયાઓ સ્ટીલના રોલર ધરાવતા હશે એ તો ભગવાન જાણે! પોલાણ સાફ કરવા માટે તેના પર લીંબુ ઘસવું એ આદર્શ ઉપાય છે. સ્વાદ માટે શેરડી સાથે પીલવામાં આવતા લીંબુ અને આદુ ચોખ્ખા પાણી વડે થયેલા હોય એ જરૂરી છે.

ઉપર જણાવેલી બધી જ સાવધાની વર્તવામાં આવી હોય પણ શેરડીના રસમાં ભેળવવામાં આવતો બરફ બરાબર સાફ કરેલો ન હોય કે બરફ બનાવવામાં ગંદા પાણીનો ઉપયોગ થયો હોય તો તેનું સેવન કરનારાઓ માંદા પડયા વિના રહેતા નથી.

ગંદા બરફવાળો રસ પીવાથી ગળું ખરાબ થઈ જવાથી માંદીને કમળા સુધીની બીમારીઓ થઈ શકે છે. શેરડીનો રસ ગાળવા માટે સુતરાઉ કે રેશમનું જે બારીક કપડું વાપરવામાં આવે છે .એને વખતો વખત સાફ કરવું પણ એટલું જ જરૂરી છે.

- ગ્લાસ ચોખ્ખા પાણીમાં ધોયેલો હોવો જોઈએ.
- જે લારી પાસે માખીઓ બણબણતી હોય ત્યાં રસ ન પીવો.
- રસ પીલવા માટેનો સંચો ચોખ્ખોચણક હોય એ જરૂરી છે.
- રોલર તરીકે ઓળખાતી સંચાની સાઈડની ગોળાકાર પટ્ટીઓ લોખંડની
- કરતા સ્ટીલની હોય તો વધુ સારું કેમ કે સ્ટીલની પટ્ટીમાં કાટ લાગવાનો ભય રહેતો નથી.
- જે સાંઠાનો રસ કાઢવાનો હોય એને શુદ્ધ પાણીથી ધોવો જોઈએ.
- સંચાના પથ્થરને દરેક પીલાણ પછી પાણીથી સાફ કરવો જોઈએ.
- રસ ગાળવાનું કપડું વારંવાર ઠંડા પાણીમાં બોળીને નીચોવી નાખવું જોઈએ.
- રસમાં ઉમેરવામાં આવતો બરફ ચોખ્ખા પાણીમાંથી બનેલો હોવો જોઈએ.

અને તેનો ઉપયોગ કરતા પહેલાં તેના પરથી લાકડાનું ભૂસું બરાબર ધોઈ નાખવું જોઈએ.

જોજો અતિ નિ ગતિ ના થાય જરુરિયાત પ્રમાણે'શેરડીનો રસપીવો જોઈએ . જ્યા દાક્તરિ સલાહ નિ જરુર હોય ત્યા દાક્તરિ સલાહ ને અવગણસો નહિ.

સંદર્ભ : વિવિધ અખબારી કોલમો અને વિકિપીડિયા

4

ભારતના સમોસા

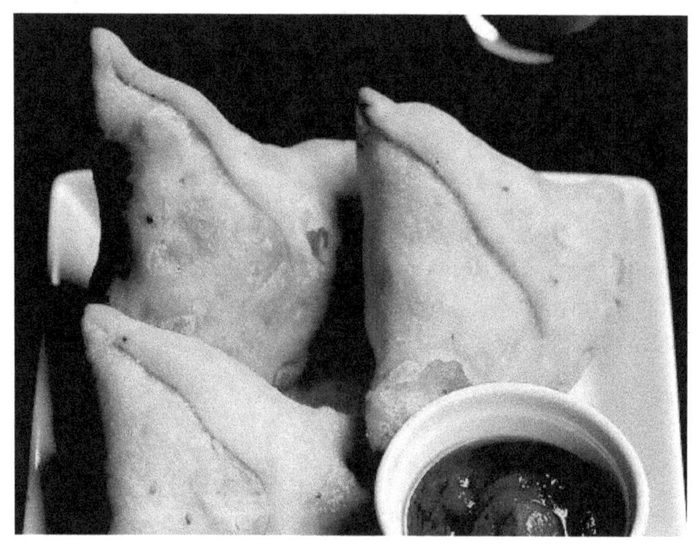

સમોસા ગુગલ ઇમેજ

આ ટેસ્ટી સમોસા વગર વિઆએ વિશ્વના અનેક દેશોમાં ઘુસી ચુક્યા છે અને બધાને સિસકારા બોલાવી રહાંછે આ સમોસા વિદેશોમાં જઇને એમ્પેનેડા, કલઝોન, પીરોગી, કોર્નિશ પાસ્ટી, ડમ્પલિંગ, સ્પેનેકોપિતા આ બધા નામસમોસાનાછે.આ સુગંધી વાનગી પેસ્ટ્રી વડે પેક કરીને ગરમા ગરમ પીરસવામાં આવે છે.

અમેરિકાએ સ્વીટ પેસ્ટ્રીઝમાં વિવિધ પ્રકારના પ્રયોગો કરીને પુષ્કળ ડીશો તૈયાર કરી છે. વિશ્વએ આ ડીશોને અપનાવી છે અને એ જ રીતે સમોસાનેપણઅપનાવ્યાંછે.અમેરિકામાં શહેરોમાં ટેક આઉટ જોઇન્ટ્સથી માંડીને

ઉપનગરોમાં ગ્રોસરી સ્ટોરના ફ્રોઝન ફુડ સેક્શન સુધી બધે જ સમોસા મળે છે.

અમેરિકનો તેને ટ્રાઇ કોર્નર્ડ કોર્નરસ્ટોન ઓફ ધ સબકન્ટીનેન્ટ કહે છે. અમેરિકામાં સમોસા લાંબા સમયથી અને પુષ્કળ પ્રમાણમાં ખવાય છે. સમય સાથે તેમણે સમોસાના નામ અને રિસીપીમાં ઘણ બધા ફેરફાર કરીને સમોસાને પોતાના બનાવી લીધાછે.

અમેરિકનોએ સાપ્રથમ વખત ભારતીય સમોસા અમેરિકાની ઇન્ડિયન શોપમાં ખાધા હશે. તેઓ સમોસાની સુગંધથી ખેંચાયા હશે અને ૭૫ સેન્ટમાં એક ગરમાગરમ સમોસુ અને એક કટિંગ ચાય ખરીદ્યા હશે. તેઓ જેમ જેમ આગળ વધે તેમ મસાલા, દાળ, ભાત બધુ જ મળે છે. ત્યાંથી આગળ જતા સાઉથ ઇન્ડિયન ગ્રોસરી સ્ટોર્સ આવે છે.

અમેરિકાના ભારતીય ગ્રોસરી સ્ટોરમાં સરળ, સ્વાદીષ્ટ અને વાજબી ભાવની પેસ્ટ્રી મળતી હોવાથી ત્યાંમોટોબંધાયોછે.ઉનાળાની એક બપોરે શિકાગોના ગ્રાન્ટ પાર્કમાં લેલાપાલુઝ્ઝા મ્યુઝિક ફેસ્ટિવલ દરમિયાન શેફ સુઝી સિંહના વિખ્યાત સમોસા ખાવા માટે છે લોકો એક ટ્રક પાસે લાઇન લગાવીને ઊભા હતા.

ત્યાં ત્રણ પ્રકારના સમોસા મળતા હતા. 'ધ એડિક્શન' યાને કે બટર ચિકનવાળા સમોસા, 'ધ ક્લાસીક' યાને આલુ મટરવાળા સમોસા આમલીની ચટણી સાથે અને 'એપલ પાઇ' એટલે કે બે મિનિ સમોસા કેરમેલ સોસ સાથે… ધ ક્લાસિકનોઓર્ડરઆપ્યો.સુઝી સિંહે હસતા હસતા કહ્યું કે 'સાત વર્ષના અમેરિકન છોકરાઓ ફુડ ટ્રક પર આવીને આલુ મટર સમોસા માગે છે. તેમને આ નામ યાદ રહી ગયું છે એ ખરેખર આનંદદાયક છે.'

સુઝી શિકાગોમાં મોટી થઈ છે. તે પંજાબી અમેરિકન છે. તે ફુડ ટ્રક ચલાવે છે અને અમેરિકનોને ભારતીય ખાણીપીનો ચસ્કો લગાડવાનું કામ કરી રહી છે. તે માને છે કે ફુડ ટ્રકને લીધે પ્રયોગશીલતાને ઉત્તેજન મળે છે. ૨૦૧૧ના માસ્ટર શેફ ટીવી શોમાં સ્પર્ધક તરીકે આવેલી સુઝી એન્જિનિયર છે. તે કહે છે કે 'ફુડ ટ્રક મારુ એ રસોડું છે કે જ્યાં હું સતત નવા નવા પ્રયોગો કરતી રહું છું.'

અરિકાની અનેક પાર્ટીઓમાં એપિટાઇઝર તરીકે સમોસા પીરસવામાં આવે છે. સબર્બન સુપર માર્કેટોના ફ્રોઝન સેક્શનમાંબાઇટસાઇઝ્ઝનાસમોસામળેછે.સેફ્રન રોડના ક્રિસ્પી સમોસા ડઝનના હિસાબે પેકિંગમાં આવે છે. પ્લાસ્ટીક ટ્રેમાં વ્યવસ્થીત ગોઠવીને એપિટાઇઝર તરીકે પીરસવામાં આવે છે. ગ્રીક સ્ટાઇલ ફિલ્લો પ્રમાણે બાંધેલા લોટમાં મસાલો પેક કરીને સમોસાને ૨૦ મિનિટ સુધી શેકીને તૈયાર કરવામાં આવે છે. આ વાનગીનું નામ છે હોર્સ ડી'અવર્સ. ત્રિકોણાકાર હોવા છતાં પણ આ વાનગીને સમોસા તરીકે ઓળખવી મુશ્કેલ છે.

સાન માટેઓ કેલિફોર્નિયાની ઇન્ડિયન ફુડ સ્ટ્રીટમાં સમોસાનો ભૂક્કો કરીને ખાવામાં આવે છે. સાન ફ્રાન્સીસ્કોમાં પેસ્ટ્રીમાંથી બનાવાયેલી પ્લેટ પર સમારેલી લીલોતરી પીરસવામાં આવે છે અને બાજુમાં બે સમોસામૂકવામાંઆવેછે.ટેક્સાસમાં વળી સમોસાની નવી ક્રીએટીવીટી કરવામાં આવી છે.

સમોસા હટ અને ગ્રીલ રેસ્ટોરાંમાં થાઈ ચિકન અને ચીઝ પીઝ્ઝા ખાધા બાદ ડેઝર્ટ તરીકે ડલ્લાસ ચોકો કેક સમોસા સન્ડે આપવામાં આવે છે. માથે વ્હીપ્ડ ક્રીમ લગાડવામાં

આવેલું હોય છે. સાઉથ હોસ્ટનના કિરન રેસ્ટોરાં અને બારમાં મશરૂમ અને ફેટા સમોસા પીરસવામાં આવે છે. થોડા વધુ ડોલર ખર્ચો તો કેબ સમોસા ખાવા મળે છે.

સન્નીવેલમાં સ્કુલની બહાર મળતા હોય એવા વરસાદી બપ્પોરે ખાવા જેવા મસાલેદાર સમોસા મળે છે. રેસિપીમાં સતત સુધારો કરવાનું કામ પડકારભર્યું છે, પરંતુ અમેરિકનો સમોસા પ્રેમીઓની બીજી પેઢી માટે અવિરતપણે પ્રયોગો કરતા રહે છે.

એક ચેરિટી હેતુ માટે પૈસા ભેગા કરવા યુકેના છ શહેરોમાં પહેલી જ વાર ભારતનાં ખૂબ જ લોકપ્રિય એવા સમોસા બનાવવા, વેચવા અને તેને ખાવાનો એક 'રાષ્ટ્રીય સમોસા સપ્તાહ'ની ઉજવણી થઈ હતી.

નવથી ૧૩ એપ્રીલ વચ્ચે આ કાર્યક્રમ લેસ્ટરસ્થિત એક મિડીયા વ્યક્તિનો વિચાર હતો જેઓ માને છે કે સમોસાની લોકપ્રિયતાએ તમામ સરહદોને પાર કરી છે અને બ્રિટનમાં પણ વિવિધ સમુદાયોમાં એણે પોતાનું સ્થાન બનાવી લીધું છે.

'ત્રિકોણ આકારના સમોસાનું ઉદભવસ્થાન મધ્યપૂર્વ મનાય છે, પરંતુ તેના કરતાં પણ વધુ લોકપ્રિય તો બ્રિટનમાં છે. દક્ષિણ એશિયાની સમૃધ્ધ સંસ્કૃતિ વ્યંજનો તરફ અમે લોકોનું ધ્યાન ખેંચવા આ સપ્તાહનો ભરપુર ઉપયોગ કર્યો હતો

એમ પૂર્વ મિડલેન્ડ્સમાં લેસ્ટરમાં આ વિચાર પર કામ કરનાર રોમૈલ ગુલઝારે કહ્યું હતું.' અત્યંત સ્વાદિષ્ટ અને મધ્યપૂર્વથી આવેલા સમોસાને પ્રવાસી વેપારીઓ આરોગતા. એમ કહેવાય છે કે આ રીતે સમોસા ભારત, પાકિસ્તાન અને બાંગ્લાદેશ સહિત આખા વિશ્વમાં પહોંચ્યા હતા'

બર્મિંગહામ, માન્ચેસ્ટર, કોવેન્ટ્રી, નોટિંગહામશાયર અને રેડલેટમાં સપ્તાહની ઉજવણી થઈ હતી. ત્યાં થનારી અનેક પ્રવૃત્તિઓમાં સમોસા ખાવાની પણ સ્પર્ધા યોજાઈ હતી.

જેમાં સૌથી વધુ સ્વાદિષ્ટ સમોસાને એવોર્ડ પણ અપાયો હતો.આ કાર્યક્રમની આવક મેન્ટલ હેલ્થ ચેરિટી 'લેમ્પ' અને ફરજ દરમિયાન જે પોલીસોએ પોતાના પ્રાણ ખોયા હતા તેમના પરિવાર 'કેર ઓફ પોલીસ સર્વાઇવર'ને અપાશે.

જોજો અતિ નિ ગતિ ના થાય જરુરિયાત પ્રમાણે ખાવા. જ્યા દાક્તરિ સલાહ નિ જરુર હોય ત્યા દાક્તરિ સલાહ ને અવગણસો નહિ.

સંદર્ભ : વિવિધ અખબારી કોલમો અને વિકિપીડિયા

5
પાણી એટલે જીવન

વધુ પાણી પીવાથી શરીરમાં સોડિયમનું પ્રમાણ ઘટી જાય છે.શરીરમાં સોડિયમની માત્રા ઓછી થઇ જાય તેવા સંજોગોમાં શરીરમાંની આંતરત્વચા શરીરના સુક્ષ્મ કોષમાંના લોહીમાંથી પાણી ખેંચીને સોડિયમનું પ્રમાણ સરખું કરવાનો પ્રયાસ કરે છે. પરિણામે કોષમાં સોજો આવે છે અને પરિણામે દરદી કાંતો કોમામાં સરી પડે અથવા તેનું મૃત્યુ થાય.

હાલ ઋતુ પરિવર્તનનો સમય છે. ઉનાળાનાં કુદરતી પરિબળો ધીમે ધીમે જોર પકડી રહ્યાં છે.આવા સંક્રાન્તિ કાળમાં તાપમાન ઉપર તળે થતું રહે છે. હાલ લોકો ગરમી અને અકળામણમાં શેકાઇ રહ્યાં હોવાથી રાહત મેળવવા ઠંડુ પાણી,છાશ,લસ્સી,આઇસક્રીમથી લઇને નાળીયર પાણી વગેરેનો સહારો લઇ રહ્યાં છે.

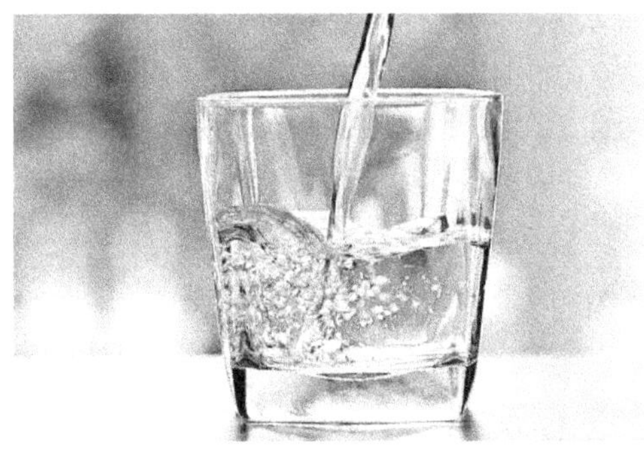

પાણી ગુગલ ઇમેજ

આમ પણ જળ તો જીવન છે કારણ કે જળમાંથી જ આ પૃથ્વી પર જીવ સૃષ્ટિ પાંગરી છે.આમ છતાં દરેક વ્યક્તિએ ખરેખર કેટલું પાણી પીવું જોઇએ,ઓછું કે વધુ પાણી પીવાથી શરીરમાં કેવી અસર કે નુકસાન થાય તેની ઉપયોગી માહિતી જાણવા જેવી છે.

આ તો ઉનાળાની વાત થઇ પરંતુ અમુક લોકો તો દરરોજ ઘણું પાણી પીતાં હોય છે.

વળી,આવી વ્યક્તિઓ એકાદ નિષ્ણાત ડૉક્ટરનું નામ લઇને એમ કહેતાં હોય છે કે શરીરની તંદુરસ્તી લીલીછમ રાખવા દરેક માણસે દરરોજ ત્રણ લિટર જેટલું પાણી પીવું જોઇએ.દરરોજ વધુ પાણી પીઓ અને શરીરનું વજન ઓછું કરો. જળ તો જીવન છે વગેરે વગેરે.અરે,આજકાલ તો ઘણી જગ્યાએ વોટર થેરાપીનો પણ જબરો પ્રચાર થઇ રહ્યો છે.

કહેવાનો અર્થ એ છે કે શહેરી વિસ્તારોમાં વધુ પાણી પીવાની જાણે કે એક ફેશન શરૂ થઇ હોય તેવું ચિત્ર ઉપસીરહ્યુંછે.બીજીબાજુ કીડનીના રોગના એક જાણીતા ડૉક્ટરે બહુ મહત્વનો મુદ્દો રજૂ કરતાં કહ્યું હતું કે શહેરમાં થોડીક ગરમી શરૂ થાય એટલે મારી પાસે કેટલાંક દરદીઓ ગંભીર ફરિયાદ લઇને આવે છે.

અમુકને ચક્કર આવતાં હોય,કેટલાંકને વારંવાર પેશાબ કરવા જવું પડતું હોય તો વળી કોઇને કીડનીની સમસ્યા હોય.હું આવાં દરદીઓને સીધું જ પૂછું છું કે તમે દરરોજ કેટલું પાણી પીઓ છો ? જવાબ મળે છે કે તે જબરો આશ્ચર્યજનક હોય છે કારણ કે તેઓ એમ કહે છે કે અમે તો દરરોજ ત્રણ લિટર કરતાં વધુ પાણી ગટગટાવીએ છીએ.અમને અમુક લોકોએ એવી સલાહ આપી છે કે દરરોજ ઓછામાં ઓછું ત્રણ લિટર જેટલું પાણીપીવાથીશરીરનીતંદુરસ્તીવઘેછે.તનસાફરહેછે.

આ ડૉક્ટર તેમના બહોળા અનુભવના આધારે કહે છે કે હકીકત તો એ છે કે આવી સલાહ અને સમજણ બંને હાનીકારક છે.એટલે કે વધુ પાણી પીવાથી શરીરમાં સોડિયમનું પ્રમાણ ઘટી જાય છે.

શરીરમાં સોડિયમની માત્રા ઓછી થઇ જાય તેવા સંજોગોમાં શરીરમાંની આંતરત્વચા શરીરના સૂક્ષ્મ કોષમાંના લોહીમાંથી પાણી ખેંચીને સોડિયમનું પ્રમાણ સરખું કરવાનો પ્રયાસ કરે છે. પરિણામે કોષમાં સોજો આવે છે જે પરિસ્થિતિને તબીબી ભાષામાં હાઇપોનેટ્રેમિયા અથવા વોટર ટોક્સીટેશન કહેવાય છે.

ગંભીર બાબત તો એ પણ છે કે અમુક કિસ્સામાં તો દરદીના મગજમાંના કોષમાં સોજો ચડી જાય અને પરિણામે દરદી કાંતો કોમામાં સરી પડે અથવા તેનું મૃત્યુ થાય.જોખમી બાબત તો એ પણ છે કે શરીરમાં પાણીની માત્રા જરૂર કરતાં વધી જાય તો કિડનીની કામગીરી ખોરવાઇ જાય કારણ કે કિડની રકત શુદ્ધ કરવાનું કાર્ય બંધ કરી દે છે.અમુક લોકો બહુ કામ કરતાં હોય તો તેને કામગરોકહીએ છીએ પણ આવાં ઝાઝું જળ પીતાં લોકાને એક્વાહોલીક્સ કહેવા જોઇએ.

ખાનગી કંપનીમાં ઉચ્ચ હોદ્દા પર ફરજ બજાવતી એક મહિલા કહે છે,થોડા સમય પહેલાં મારી કિડનીમાં સમસ્યા થઇ હતી.મને કેટલાંક લોકોએ દરરોજ વધુ પ્રમાણમાં પાણી પીવાની સલાહ આપી હતી. પરિણામ એ આવ્યું કે મારી કિડનીની કામગીરીમાં સુધારો થવાને બદલે ઉલટું તેને વધુ નુકસાન થયું.સરવાળે મારે લગભગ આઠેક મહિના સુધી ઘરે ડાયાલીસીસ કરાવવું પડ્યું હતું. ખરેખર તો ડૉક્ટરની સલાહ અને દવાથી હું ફક્ત એક જ મહિનામાં સાજી નરવી થઇ ગઇ હોત એવું ખુદ ડૉક્ટરે કહ્યું હતું.

બીજીબાજુ વિશ્વ આરોગ્ય સંસ્થાના એક અહેવાલમાં એવી સલાહ આપવામાં આવી છે કે ૬૦ કિલો વજન ધરાવતી કોઇપણ કોઇપણ મોટી વયની વ્યક્તિએ દરરોજ ૧.૫થી

રઍટલે કે દોઢથી બે લિટર જેટલું પાણી પીવું જોઇએ.તો વળી,નિષ્ણાત ડોક્ટરો એમ કહે છે કે હકીકત તો એ છે કે દરરોજ કેટલું જળ પીવું જોઇએ તેનો સંકેત તરસ દ્વારા મળે છે.સરળ રીતે સમજીએ તો તરસ લાગે તો જ પાણી પીઓ એ ઉત્તમ સલાહ છે અને આ સલાહનું પાલન કરવું જોઇએ.

હજી હમણાં સુધી હાઇપોનેટ્રેમિયા ની સમસ્યા રમતવીરોને થતી હોવાનું જાણવા મળતું હતું.ખેલાડીઓને રમત દરમિયાન પરસેવો થાય એટલે શરીરમાં પાણીની સમતુલા જળવાઇ રહે તે માટે તેઓ થોડા થોડા સમયે પાણી પીતા રહે છે.

જોકે શરીરની જરૂરિયાત કંઇક જુદી જ હોય છે અને પરિણામે અમુક ખેલાડીઓ હાઇપોનેટ્રેમિયાનો ભોગ બનતા હોય છે.જોકે આજે ઘણાં લોકો તેમનું વજન ઘટાડવા દરરોજ ઝાઝું બધું જળ ગટગટાવતાં હોય છે.આવાં અધૂરું જ્ઞાન કે માહિતી ધરાવતાં લોકો વોટર થેરપીના નામે પાણીનો પ્રયોગ કરતાં હોય છે અને પછી ગંભીર પરિણામ પણ ભોગવતાં હોય છે.

આ વાત કોઇ મોટી ઉંમરનાં લોકોને જ લાગુ પડતી નથી પરંતુ ક્યારેક તો બાળકોને પણ લાગુ પડે છે.એક ઉદાહરણ લઇએ.ફક્ત આઠ વર્ષની એક બાળકી તેની શાળામાં વારંવાર બાથરૂમમાં જતી હતી.શિક્ષિકાને આ બાબતની જાણ થઇ ત્યારે તેણે પેલી બાળકીનાં માતાપિતાને શાળામાં મળવા બોલાવ્યાં અને જાણ કરી.

બાળકીનાં માતાપિતાએ એમ કહ્યું કે અમારી દીકરી આખા દિવસમાં ફક્ત એક લિટર પાણી પીએ છે.આમ છતાં તે તબીબી તપાસ કરાવવામાં આવી ત્યારે જાણવામળ્યું કે તે બાળકી ખરેખર દિવસમાં બે લિટર કરતાં પણ વધુ પાણી પીતી હતી.ઘરે સવારે દૂધ અને એકાદ ફળ ખાતી હતી તે જુદું.આમ તે બાળકીના શરીરમાં જરૂર કરતાં વધુ પ્રવાહી રહેતું હોવાથી તેને વારંવાર પેશાબ માટે જવું પડતું હતું.

જળ એ જીવન શા માટે છે તો જોઈએ તો શરીરનું તાપમાન જાળવી રાખે છે.મોઢું,આંખો અને નાકમાંના કોષ ભીના રાખે છે.

હાડકાંઅનેસાંધાલવચીકરહેછે આહારનું બરોબર પાચન થાય અને અપચો નથી થતો. શરીરનાંઅંગોનીઅનેકાષોનુંરક્ષણકરેછે કિડની અને લીવરને સાફ રાખે છે અને તેનો કચરો બહાર કાઢે છે

શરીરનેપૂરતોપ્રાણવાયુઆપેછે વ્યક્તિનું વજન કેટલું તેના પર આધાર છે.વ્યક્તિનું વજન ૬૦ કિલો હોય તો તેણે દરરોજ ૧.૮૧થી ૩.૬૧ મિલિલિટરજેટલુંપાણીપીવુંજોઇએ માણસ કેવા પ્રદેશમાં રહે છે અને તે કેવી પ્રવૃતિ કરે છે તેના પર આધાર છે.

ઋતુ મુજબનાં ફળોમાંથી ૨૦ ટકા જેટલું પાણી મળવું જોઇએ.તરબૂચ,સક્કર ટેટી વગેરેમાં ૯૦ ટકા જેટલું પાણીહોયછે શરીરે પરસેવો થાય તો પાણી પીવું જરૂરી છે કારણ કે પસીના દ્વારા શરીરમાંથી પ્રવાહી ઓછું થાય.

એટલે શરીરમાં પ્રવાહીની સમતુલા જાળવવા વધુ પાણી પીવું જોઇએ. આમ છતાં એક સાથે ૫૦૦મિલિ લિટરપાણીક્યારેયનપીવુંઉલટી કે ઝાડા થાય ત્યારે પણ શરીરમાંથી પ્રવાહી ઘટી જાય.પરિણામે શરીરમાં પ્રવાહીની સમતુલા જાળવી રાખવા તે સમયે પાણી

પીવું

સગર્ભાને તથા બાળકને સ્તનપાન કરાવતી સ્ત્રીએ પણ વધુ પાણી પીવું જોઇએ

જરૂર કરતાં ઓછું પાણી પીવાથી શરીરને થાક લાગે તથા ક્યારેક વ્યક્તિ બેહોશ પણ થઇ જાય જોજો અતિ નિ ગતિ ના થાય જરુરિયાત પ્રમાણે ખાવા.

જ્યા દાક્તરિ સલાહ નિ જરુર હોય ત્યા દાક્તરિ સલાહ ને અવગણસો નહિ.

સંદર્ભ : વિવિધ અખબારી કોલમો અને વિકિપીડિયા

૬
મધુર ફળ લીચી

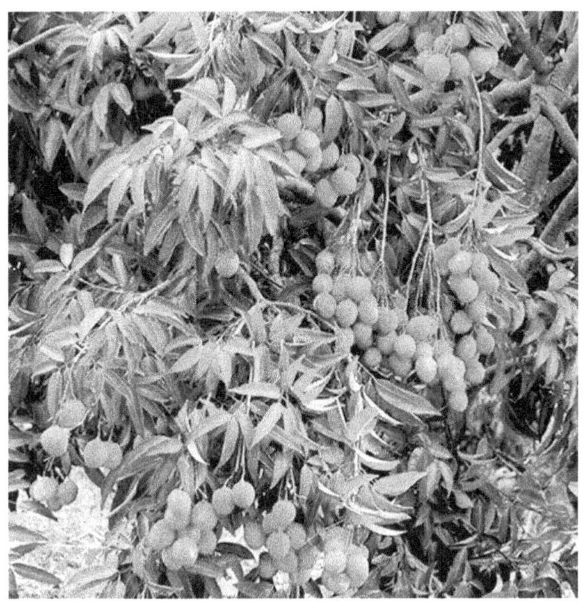

લીચીનું ફળ ગુગલ ઇમેજ

દરતે મનુષ્યને ફળ આપી ખૂબ જ ઉપકાર કર્યો છે. પ્રાચીન સમયથી મનુષ્યના ભોજનમાં ફળનો સમાવેશ થતો આવ્યો છે. ફળો સ્વાદમાં જ મધુર નહીં પરંતુ ગુણોથી પણ ભરપુર છે. '

ખેતીની શોધ થયા પૂર્વે આદી માનવ ફળ, કંદ, વનસ્પતિના આહાર પર જીવિત રહેતો હતો. એ સૌ જાણે છે. ત્યારબાદ મનુષ્ય ખેતી કરતા શીખ્યો અને નવા નવા ધાન્ય ઉગાડી

તેનો પોતાના ખોરાકમાં સમાવેશ કરતો ગયો. પરંતુ ફળોનું મહત્ત્વ ઓછું થયું નહીં. ફળો પ્રત્યે મનુષ્યનો પ્રેમ કાયમ જ રહ્યો છે.

તે ઋતુ પ્રમાણે ફળોનો ઉપયોગ વર્ષોથી કરતોઆવ્યોછે.કેરી એ ગ્રીષ્મ ઋતુનું ફળ છે. ઉપરાંત જાંબુ અને લીચી પણ ગ્રીષ્મ ઋતુના મધુર ફળ છે. લીચીનું ફળ ચીનના દક્ષિણ ભાગમાંથી ૧૮૦૦ની સાલમાં પૂર્વ ભારતમાં આવ્યું. આ ફળની ખેતી ફ્લોરિડામાં ખૂબ જ લોકપ્રિય છે. દક્ષિણ આફ્રિકાના નાતાલ અને ટ્રાન્સવાતમાં પણ લીચીનું મોટે પાયે વાવેતર થાય છે.

લીચીના ઉત્પાદનમાં ચીન પછી ભારત બીજા ક્રમાંકે આવે છે. ભારતમાં બિહારના મુઝફ્ફરપુર જિલ્લામાં લીચીનોપાકમબલખપ્રમાણમાંઉતરેછે.ગરમીના દિવસોમાં ઉત્તર બિહારમાં લાલધૂમ ફળોથી લદાયેલા લીચીના ઝાડ નજર આવશે. બિહાર ઉપરાંત આસામ અને નીલગિરીના પહાડો પર લીચીની ખેતી કરવામાં આવે છે.

લીચી સેપિન્ડેસિયા વનસ્પતિના કુળની માનવામાં આવે છે. લીચી સ્વાદિષ્ટ અને રસદાર ફળ છે. આ ફળ મે જૂનના સમયમાં ઉત્તર ભારતનાં બજારમાં જોવા મળે છે. આ સમયે અન્ય મૌસમી ફળો બજારમાં દેખાતાનથી.

લીચીના ખૂબસૂરત ઝાડના પત્તા સદાબહાર અને ચમકીલા હોય છે. સામાન્ય પરિસ્થિતિમાં લીચીના વૃક્ષો દસ મીટરના અંતરે લગાવવામાં આવ્યા છે. લીચી વૃક્ષને પલ્લવિત થવા ગરમ હવાની જરૂર છે.

આથી જ્યાં ગરમ હવા વધુ હોય તે જગ્યાએ આ વૃક્ષ ૮ મીટરના અંતરે પણ લગાડી શકાય છે. આ રીતે લીચીના વૃક્ષો વચ્ચેનું અંતર તે પ્રદેશની હવા પર આધાર રાખે છે. સાધારણ રીતે તેને ૬ થી ૧૬ મીટરના અંતરેલગાડવામાંઆવેછે.

લીચીનું વૃક્ષ છ વર્ષો પછી ફળ આપવા શરૂ કરે છે. દર વર્ષે ફેબ્રુઆરી મહિનામાં લીચીના વૃક્ષ પર માંજર આવે છે. માંજરના ગુચ્છામાં લગભગ ૧૦૦૦ ફૂલ હોય છે પરંતુ તેમાંથી માત્ર ૨૦ ફળ જ પાકીને તૈયાર થાય છે. લીચીનું ફળ અંડાકાર હોય છે. તેની અંદર એક મોટું બી હોય છે કાચા ફળનો રંગ લીલો હોય છે.

ધીરે ધીરે આ ફળ ગુલાબી રંગમાં ફેરવાઈ જાય છે. સંપૂર્ણ રીતે પાક્યા પછી તેનો રંગ ઘેરો લાલ થઈ જાય છે.ફળનું કોચલું કાઢ્યા પછી સફેદ રંગનો પદાર્થ મળે છે જે મીઠો અને રસદાર હોય છે.

આ ફળોને ચપટી ટોપલીમાં ૨૫ સે.મી. ઊંડાઈ સુધી મૂકી પેક કરવામાં આવે છે. ફળ તોડ્યા પછી થોડા જ દિવસોમાં એની લાલરંગ ભૂરા રંગમાં ફેરવાઈ જાય છે. આ ફળ તોડ્યા પછી લાંબા સમય સુધી રાખી શકાતું નથી. તેને શીતગાર માં પણ વધુમાં વધુ ત્રણ મહિના સુધી સંઘરી શકાય છે.

શાહી ચાઈના, પૂરબી, બેદાના, કસબા, રેડ મુંબઈ જેવી તેની વિવિધ જાતોમાં આ ફળ ઉપલબ્ધ છે.લીચીની માંગ દેશભરમાં છે. તે ગરમીની મોસમનું ફળ હોવાથી લોકોને વિશેષ પસંદ છે. પાક તૈયાર થતા પહેલા જ તેને નિકાલ કરવાની તૈયાર કરવામાં આવી છે. હજારો લોકોની રોજી-રોટી આ ફળ પર આધારિત છે.

મોસમમાં આનું વેચાણ કરોડ રૂપિયાની ઉપર ચાલ્યું જાય છે. શરૂઆતમાં વાહનની સગવડ ન હોવાને કારણે તેને એક જગ્યાએથી બીજી જગ્યાએ મોકલવાની તકલીફ થતી નથી. અને મોટાભાગના ફળ બગાડી જતા હતા. પરંતુ હવે આ મુશ્કેલીનો અંત આવ્યો છે. આજે આ ફળ વિદેશોમાં પણ સહેલાઈથી પહોંચાડવામાં આવેછે.

લીચીમાંથી બનેલા ફળમાંથી શરબત, જામ, સ્કવોશ, મુરબ્બા જેવી વસ્તુઓનું પણ એક આગવું બજાર છે. આયુર્વેદમાં લીચીનું શીતળ, મધુર, રક્તશોધક, શક્તિવર્ધક તેમજ કબજિયાત મટાડનાર તરીકે વર્ણન કરવામાં આવ્યું છે.

ઉપરાંત આ ફળ અનેક વિટામીનોથી ભરપૂર છે. જોકે હજી સુધી લીચીના બીમાં રહેલાં ગુણધર્મી ઓળખવામાં સફળતા મળી નથી.

જોજો અતિ નિ ગતિ ના થાય જરુરિયાત પ્રમાણે ખાવા. જ્યા દાક્તરિ સલાહ નિ જરુર હોય ત્યા દાક્તરિ સલાહ ને અવગણસો નહિ.

સંદર્ભ : વિવિધ અખબારી કોલમો અને વિકિપીડિયા